AF383996

DU
PURPURA IDIOPATHIQUE AIGU

OU

TYPHUS ANGÉIO-HÉMATIQUE

PAR

Le Dr E. GOMOT

Interne en médecine et en chirurgie des hôpitaux de Paris,
Médaille de bronze de l'Assistance publique,
Ancien interne de l'hôpital de Limoges,
Lauréat de l'Ecole de la même ville,
Membre correspondant de la Société anatomique
et de la Société clinique de Paris.

PARIS

A. PARENT, IMPRIMEUR DE LA FACULTÉ DE MÉDECINE

A. DAVY, successeur

52, RUE MADAME ET RUE MONSIEUR-LE-PRINCE, 14

1883

DU

PURPURA IDIOPATHIQUE AIGU

OU

TYPHUS ANGÉIO-HÉMATIQUE

PAR

Le Dr E. GOMOT

Interne en médecine et en chirurgie des hôpitaux de Paris,
Médaille de bronze de l'Assistance publique,
Ancien interne de l'hôpital de Limoges,
Lauréat de l'Ecole de la même ville,
Membre correspondant de la Société anatomique
et de la Société clinique de Paris.

PARIS

A. PARENT, IMPRIMEUR DE LA FACULTÉ DE MÉDECINE

A. DAVY, successeur

52, RUE MADAME ET RUE MONSIEUR-LE-PRINCE, 14

1883

A M. LE Dr LANDOUZY

Professeur agrégé de la Faculté de médecine,
Médecin des hôpitaux.

DU

PURPURA IDIOPATHIQUE AIGU

OU

Typhus angéio-hématique.

———

Le purpura se manifeste en clinique dans des conditions tellement variées que l'on s'explique aisément le grand nombre de travaux relatifs à ce sujet et la difficulté d'une classification méthodique. Il nous a semblé cependant, qu'à côté du purpura qui survient dans le cours de maladies diverses, telles que les cardiopathies, le mal de Bright, par exemple, il était possible de créer une classe dans laquelle le symptôme purpura joue un rôle important, prépondérant, car il est alors la seule manifestation clinique d'un état général dont l'étiologie précise nous échappe encore, mais dont l'existence est facile à démontrer.

Pour rendre plus claire notre pensée, nous prendrons une comparaison, que nous empruntons à notre excellent maître, le Dr Landouzy : le purpura secondaire est

au purpura idiopathique ce que les éruptions scarlatiniformes sont à la fièvre pourpre, — phénomène acces-
soire dans le premier cas, il devient au contraire le
signe pathognomonique dans le second.

Dès l'instant qu'il s'agit d'une véritable entité morbide caractérisée par des troubles de l'état général et
par du purpura hémorrhagique, il nous semble naturel
de la désigner par un nom spécial qui rappelle à la
fois les symptômes importants et les notions anatomo-
pathologiques acquises. Tel est le but du néologisme qui
se trouve en tête de ce travail.

A l'appui de ce que nous venons d'avancer, nous
apportons des faits recueillis dans les divers journaux
médicaux ou dans les bulletins des Sociétés médicales
et la relation d'un cas qu'il nous a été donné d'observer dans le service de M. Landouzy, à l'hôpital Tenon.

Les indications bibliographiques sont réunies à la fin
de ce travail, dans un article spécial, et, si nous ne pouvons faire ici un historique complet du purpura, étude
qui n'aurait que des rapports éloignés avec le but que
nous nous proposons, nous citerons toutefois les thèses
de MM. Mathieu et Du Castel, et spécialement le cha-
pitre consacré aux purpuras infectieux dans le premier
de ces travaux.

Avant de commencer l'étude que nous nous proposons
de faire, nous tenons à remercier nos maîtres dans les hôpitaux, MM. le professeur Richet, Fauvel, Gallard, Hal-
lopeau, Guéniot, Polaillon, Landouzy, des excellents et
bienveillants conseils qu'ils nous ont prodigués, soit
pendant notre externat, soit pendant notre internat à
l'hôpital des Enfants-Assistés, à la Pitié, à Tenon.

DÉFINITION.

Afin de bien montrer, dès le début de ce travail, la maladie que nous nous proposons d'étudier, nous allons reproduire l'histoire d'un cas que nous avons eu le bonheur d'observer. Il sera ainsi plus facile, de suivre la discussion à laquelle nous nous livrons dans la suite et de comprendre les raisons qui nous ont fait inscrire au-dessous du terme purpura idiopathique aigu un néologisme, dont le but est de reproduire en quelques mots notre opinion sur l'affection qui nous intéresse.

B... (Auguste), âgé de 19 ans, garçon de café, entre à l'hôpital Tenon, salle Lelong, lit n° 19, service du Dʳ Landouzy, le 24 août 1883, et meurt le 3 septembre.

De taille ordinaire, assez bien musclé, chatain, ce malade a été affecté de blépharite et d'adénite chronique pendant son enfance, mais il n'a été atteint d'aucune maladie depuis cette époque et ne se souvient pas d'avoir éprouvé dès douleurs articulaires ou autres.

Les hémorrhagies, ainsi que le rhumatisme, paraissent l'avoir totalement épargné à tel point qu'il prétend n'avoir jamais eu d'épistaxis.

Il est indemne de syphilis, de paludisme et n'a point de blennorrhagie ; enfin il nie toute sorte d'excès alcooliques, malgré les soupçons que pourraient faire naître la profession qu'il exerce.

Ses antécédents héréditaires sont également négatifs, car ses parents, qui habitent la province ont, dit-il, toujours joui d'une bonne santé, ne se sont jamais plaints de douleurs et n'ont jamais été sujets aux hémorrhagies, ni à des accidents analogues à ceux pour lesquels B... entre à l'hôpital. Ses parents ont eu douze enfants dont trois seulement survivent et se portent très bien, à l'exception bien entendu de notre malade: les neuf premiers sont morts en bas âge.

B... partit de son pays vers la fin de l'année 1881 pour venir à Paris où il changea de profession et, de tailleur, devint garçon de café. Il quitta sa place le 9 août et fut obligé de s'imposer quelques privations : il habita depuis cette date, en compagnie de son frère et d'un ami, une petite chambre située au sixième, rue Maubuée.

Sa santé ne paraissait nullement souffrir de sa nouvelle existence lorsqu'il fut pris le 18 août de *plusieurs frissons* et ressentit, dès le même jour dans l'hypochondre gauche, une légère douleur, qui persista pendant trois jours environ.

A partir de cette époque il éprouva un malaise général caractérisé par de la lassitude, de la céphalalgie, de l'anorexie.

Les symptômes s'aggravaient chaque soir en même temps que la chaleur de la peau augmentait, mais il ne ressentit plus de frisson, et n'éprouva aucune douleur autre que la céphalalgie.

Le 23 août il constata la présence de quelques filets de sang dans ses crachats et le 24, avant son arrivée à l'hôpital, il eut des *selles diarrhéiques noires*, ressemblant à du goudron, qui le surprirent d'autant plus qu'il était constipé depuis le début des accidents.

Le 24 soir. La face est pâle, le regard a peu d'expression et le malade répond lentement et avec ennui aux questions qui lui sont posées. L'amaigrissement n'est pas prononcé malgré sa maladie et les privations antérieures.

Il se plaint actuellement d'une légère céphalalgie et surtout de lassitude, mais il n'accuse aucune douleur et ne présente en aucun point de l'œdème.

Des *pétéchies* peu nombreuses existent à la région sterno-mastoïdienne gauche, sur la face antérieure du thorax, aux bras et aux membres inférieurs où elles prédominent ; la face et la partie postérieure du tronc en sont indemnes.

Ces pétéchies, distribuées sans aucun ordre, sont lenticulaires, non saillantes, persistent sous la pression du doigt, offrent une coloration lie de vin et des dimensions qui ne dépassent pas celles d'un grain de chènevis. Quelques-unes sont limitées par un cercle jaunâtre, analogue à celui des ecchymoses en voie de résorption et sont évidemment les premières en date ; on les rencontre surtout aux membres inférieurs. Aucun trouble de la sensibilité n'accompagne l'éruption que nous venons de décrire.

Les *articulations* ne sont le siège d'aucune douleur ni d'aucun épanchement.

L'examen des *poumons* et du *cœur* est négatif. Le *foie* ne paraît pas augmenté de volume, mais la percussion de la *région splénique* donne de la matité sur une ligne verticale de cinq travers de doigts.

L'*abdomen* est souple, non ballonné, indolent à la pression.

La langue est blanche, un peu sèche : l'arrière-gorge a son aspect normal.

La température rectale est à 37°5.

Le 25. La température, *prise dans le rectum* pendant tout le cours de la maladie, atteint les chiffres suivants : matin, 38°; soir, 38°.

Le malade a mal dormi et vient d'avoir une légère *épistaxis. — Les gencives sont absolument intactes*, de coloration normale, ni ulcérées, ni fongueuses et laissent suinter du sang au niveau de leur bord libre.

Le 26. Température : matin, 37°3; soir, 37°7.

Nouvelle épistaxis, constipation.

Le 27. Température : matin, 37°6; soir, 38°6.

Nous constatons la présence *d'albumine non rétractile* dans l'urine ; celle-ci, examinée au microscope, ne renferme point d'hématies.

Le malade a du *mélœna* dans l'après-midi.

Le 28. Température : matin, 39°7; soir, 40°1.

Les deux membres inférieurs présentent des suffusions sanguines ecchymotiques particulièrement autour des genoux. Les synoviales ne renferment aucun épanchement.

L'état général devient de plus en plus sérieux : l'appétit est nul, la langue sèche, l'adynamie s'accentue, tandis que l'intelligence, un peu paresseuse il est vrai, conserve son intégrité.

Les pétéchies suivent leur marche régressive et n'augmentent pas en nombre. Les gencives laissent toujours suinter une faible quantité de sang sans présenter cependant aucune altération appréciable dans leur structure. L'haleine du malade ne possède à aucun degré la fétidité que l'on observe dans le scorbut.

Les poumons et le cœur n'offrent rien d'anormal. Pas de diarrhée.

Le 29. Température : matin, 38°7; soir, 39°8.

Mélœna. Adynamie de plus en plus accentuée.

Le 30. Température : matin, 38°9; soir, 39°8.

Une épistaxis très abondante de la narine gauche nécessite le tamponnement.

L'examen de l'urine dénote la présence d'albumine non rétractile et l'absence d'hématies.

Les *leucocytes* ne sont pas plus abondants dans le sang qu'à l'état normal.

Le 31. Température : matin, 39°3; soir, 40°2.

Le pouls est fréquent, dur, vibrant.

L'adynamie se prononce davantage, mais l'intelligence est intacte. La langue est sèche, fuligineuse et la muqueuse qui revêt la voûte palatine présente trois petites pétéchies. Le malade a dans le cours de la *journée* une légère *hématurie*.

1er septembre. Température : matin, 38°6 ; soir, 40°1.

La céphalalgie signalée au début a disparu depuis plusieurs jours. L'abdomen est souple, non ballonné et n'a été à aucun moment de la maladie le siège de taches rosées. Quelques pétéchies se sont jointes à celles qui existaient lors de l'entrée du malade à l'hôpital.

B... accuse une légère douleur à l'hypogastre que nous croyons causée par la présence de quelques caillots sanguins dans la vessie.

Les poumons et le cœur fonctionnent bien. La rate est toujours augmentée de volume.

Hématémèse. — Selles diarrhéiques avec mélæna. Hémorrhagies gingivales.

Le 2. Température : matin, 39°; soir, 40°2.

L'état général s'aggrave rapidement. L'amaigrissement du malade s'accentue; la face est pâle ainsi que tout le corps, les yeux sont ternes, les mouvements lents, pénibles et, malgré cette situation sérieuse, B.. conserve toute son intelligence. La langue, les lèvres, les gencives sont sèches, fuligineuses, les narines pulvérulentes. Il a dans la journée environ quinze selles diarrhéiques avec mélæna, symptôme auquel se joint vers le soir une épistaxis abondante et quelques vomissements verdâtres.

La première partie de la nuit se passe sans qu'aucun symptôme nouveau apparaisse, mais à 2 heures 40 le veilleur remarque qu'il ne fait plus aucun mouvement et le trouve dans l'extension complète, en opisthotonos.

Il *meurt* dans cet état de contracture le 3 septembre à 3 heures du matin.

La température prise dans le rectum a atteint les chiffres suivants :

24 août 1883	25	26	27	28	29	30	31	1[or] sept.	2
Matin. »	38°	37°3	37°6	39°7	38°7	38°9	39 ;	38·6	39
Soir.. 37°4	38°1	37°7	38°6	40°1	39°8	39°9	40°2	40·1	40·2

L'*autopsie* faite le 4 septembre, trente heures après la mort, nous révéla l'existence des lésions suivantes :

Les pétéchies et les suffusions sanguines observées pendant la vie persistent avec leurs caractères.

Cavité thoracique. — Les deux cavités pleurales renferment une très minime quantité de liquide séro-sanguin; un épanchement de sang existe sous la plèvre diaphragmatique gauche, occupant l'épaisseur du muscle dont il a dissocié les fibres.

Le *péricarde* est sain, ne renferme ni liquide, ni sang: deux petites pétéchies se montrent sur son feuillet viscéral.

Le *cœur* pèse 230 gr.; le muscle est pâle, mais l'endocarde est absolument intact sur toute son étendue et sa cavité ne contient aucun caillot.

Les *poumons* sont pâles, crépitent bien et n'offrent pas la moindre trace de tuberculose. Un petit foyer hémorrhagique, en forme de coin, à base périphérique, occupe la face externe du lobe inférieur du poumon droit.

Ajoutons que nous avons constaté la présence dans le médiastin antérieur d'une tumeur aplatie, du volume d'une pomme d'apis, à bords mal limités, blanchâtre, indépendante des organes voisins qu'elle ne comprimait point et que l'examen histologique nous a permis de classer parmi les lymphadénomes.

Cavité abdominale. — Le *foie* pèse 2 kil. 560. Il est un peu mou et légèrement gras. La *rate* dont le poids est de 670 gr. atteint une longueur de 30 centimètres et une largeur de 14. Sa consistance est diminuée. Deux infarctus dont le volume peut être comparé pour l'un à un noyau de cerise, pour l'autre à un pépin de poire occupent la partie inférieure de son bord antérieur et sont séparés l'un de l'autre par un intervalle de deux centimètres. Leur centre est pâle, blanchâtre, entouré par une zone festonnée, plus foncée dont la coloration décroît en intensité en allant vers la périphérie.

Les *reins* sont mous, presque blancs dans leur plus grande partie, tandis qu'en d'autres points ils possèdent une couleur lie de vin disposée par taches arrondies, non saillantes, dont quelques unes atteignent la dimension d'une pièce de cinquante centimes; chacune de ces taches est elle-même formée de petits points offrant la coloration précédente, entourés de lignes dont la couleur rappelle celle du reste de ces viscères. A la coupe on constate que ces taches occupent l'épaisseur de la substance corticale dont les dimensions sont beaucoup plus considérables qu'à l'état normal et se terminent par un sommet arrondi sur les limites de la substance médullaire.

Trois petites taches ecchymotiques se montrent sur la muqueuse du bassinet droit. La capsule se détache facilement et n'est épaissie en aucun point.

Poids : rein droit, 180 gr.; rein gauche, 240 gr.

La *vessie* renferme quelques caillots sanguins et présente de rares ecchymoses.

L'*estomac* présente quelques petites taches analogues à celles des téguments.

L'*intestin* contient une faible quantité de matières colorées par la bile.

L'intestin grêle est pâle, comme lavé, mais il n'offre aucune altération de sa structure. Les plaques de Peyer sont absolument normales.

Le gros intestin ne paraît pas plus altéré que le précédent; il est toutefois un peu injecté.

Le *cerveau* est pâle et se laisse facilement séparer des méninges qui ne sont pas épaissies. L'hémisphère gauche est recouvert au niveau du lobule paracentral par une petite hémorrhagie sous-arachnoïdienne, sous laquelle, après lavage, on constate une teinte hortensia de la substance cérébrale. Les ventricules ne renferment aucun épanchement et la coupe méthodique du cerveau ne permet d'observer aucune lésion.

Le *bulbe* paraît sain aussi bien à l'examen extérieur qu'à la coupe.

Le *cervelet* renferme un foyer hémorrhagique de la grosseur d'un petit pois, situé dans l'hémisphère gauche, à la partie interne du corps rhomboïdal. Cet épanchement paraît s'être produit entre la ligne grise qui limite le corps dont nous venons de parler et la substance voisine.

La maladie dont nous venons de reproduire l'histoire, et sur le diagnostic de laquelle il est, croyons-nous, inutile d'insister, n'est autre que le purpura idiopathique aigu survenu chez un homme jeune, dont l'organisme n'était atteint d'aucune tare. Le début brusque de l'affection, son évolution, sa terminaison, indiquent qu'il s'agit bien dans ce cas d'un purpura spécial, essentiel, qui n'a de commun avec celui que l'on voit survenir dans le cours de diverses pyrexies, telles que la variole, que le symptôme hémorrhagie. Il en diffère, au contraire, par les troubles de l'état général qui l'ont précédé et accompagné, troubles dont il était la manifestation la plus importante. Aucune autre affection connue n'aurait évolué de cette sorte et n'aurait pu donner lieu par conséquent à une méprise, car il n'est point possible, vu la durée de la maladie, d'incriminer la variole hémorrhagique, comme on a pu le faire pour d'autres cas à marche plus rapide. On ne peut pas non plus accuser le lymphadénome, dont l'autopsie nous a révélé l'existence, d'avoir produit de pareils accidents, car rien n'avait trahi l'existence de cette tumeur, qui ne gênait en aucune façon le fonctionnement des organes voisins.

Aucun phénomène de compression, aucun symptôme antérieur à la maladie actuelle n'avait pu faire songer, même après de nombreux et attentifs examens, à la présence dans le médiastin antérieur de ce produit pathologique. Aussi rejetons-nous la pensée que cette tumeur ait pu jouer un rôle quelconque dans la maladie qui nous occupe, et pensons-nous qu'il n'y a aucune relation de cause à effet entre le lymphadénome latent dont nous avons parlé et le purpura idiopathique aigu qui a atteint notre malade.

Il s'est passé dans ce cas, ce que l'on voit maintes fois se produire en clinique : un sujet porteur d'une tumeur a contracté une maladie qui a été le purpura idiopathique aigü et qui aurait pu tout aussi bien être la fièvre typhoïde, la rougeole, etc., et dans un cas pas plus que dans les autres, on ne doit, croyons-nous, voir le moindre rapport entre les deux affections.

La séparation du groupe des purpuras de cas semblables à celui que nous venons de rapporter, s'impose dès lors à l'esprit, car il nous semble aussi nécessaire de séparer le purpura symptôme du purpura maladie, de la fièvre purpurique, qu'il paraît naturel de ranger dans deux classes bien distinctes les éruptions scarlatiniformes et la fièvre scarlatine. C'est pour mettre plus en lumière ce fait important en clinique, que nous proposons le terme de *typhus angéio-hématique* basé sur l'état général du sujet et sur les lésions anatomo-pathologiques constatées jusqu'à ce jour.

Il manque à ce terme, pour être complet, une épithète qui indique l'étiologie de la maladie qu'il est dès à présent possible de présumer, mais non d'affirmer; aussi avons-nous préféré nous appuyer uniquement sur des faits établis.

Le premier terme de notre définition s'explique, de reste, par l'état de dépression du malade, dépression physique plutôt que morale et qui, dans certains cas atteignant un degré plus prononcé, devient un véritable état typhoïde analogue à celui que l'on rencontre dans les typhus et qui doit ici comme là répondre aux mêmes symptômes cliniques.

Le second terme *angéio-hématique* est destiné à rappeler les altérations constatées par les divers observateurs, soit dans la structure des parois vasculaires, soit dans la composition qualitative ou quantitative du sang. En l'employant, nous n'entendons nullement préciser la nature de la lésion, mais seulement indiquer son siège, car les altérations que l'on peut rencontrer dans les viscères sont manifestement secondaires à celles des vaisseaux et du sang et indiquent simplement le point de l'organisme sur lequel la maladie a porté son principal effort. Au-dessus d'elles se trouvent les lésions des vaisseaux et du sang, dont, nous le répétons, nous n'entendons nullement indiquer la cause par le terme angéio-hématique, préférant, quant à la définition du moins, laisser dans le doute une opinion encore discutée.

En résumé, nous entendons désigner par *typhus an-*

géio-hématique, une maladie qui présente des hémorrhagies diverses cutanées ou muqueuses, *commandées par
un état général* dont elles sont la conséquence, hémorrhagies qui peuvent se produire dans nombre d'autres
affections où elles n'ont qu'une minime importance
mais qui jouent un rôle tellement prépondérant dans
la maladie que nous décrivons, qu'elles deviennent le
signe pathognomonique jusqu'à l'apparition duquel le
médecin doit réserver son diagnostic.

NATURE.

L'affection que nous étudions actuellement étant ainsi
nettement limitée et définie, la première question qui
se pose à l'esprit est relative à sa nature, c'est-à-dire à
sa cause et aux lésions anatomiques déterminées par
l'agent morbide, quelle que soit du reste l'essence de ce
dernier.

Et, soit dit en passant, si les lésions constatées par
l'anatomie pathologique ont une importance très grande
assurément, elles n'en doivent cependant pas moins cé-
der le pas à la notion plus considérable, tant au point
de vue pathologique qu'au point de vue thérapeutique
de la cause elle-même de l'affection. Les lésions anatomiques sont en effet la trace, la signature, plus ou
moins apparente de l'agent morbide; les symptômes
cliniques trahissent à l'observateur leur existence. Mais
ces résultats, quoique très importants, ne sont pas suf-
fisants, et le médecin doit chercher au-dessus d'eux le
point de départ de ces lésions secondaires dont la connaissance seule permettra l'emploi d'une thérapeutique
rationnelle, en même temps qu'elle satisfera l'esprit.

Si nous nous sommes permis cette digression, écho
d'idées que nous avons souvent entendu soutenir par
notre maître, M. le Dr Landouzy, c'est que nous avons
remarqué dans les observations relatives à notre étude,
la constation de lésions qui évidemment ne sont que

l'aboutissant d'un processus pathologique antérieur dont la connaissance nous échappe encore.

Mais examinons de plus près le résultat des diverses autopsies.

Nous relevons la présence d'hémorrhagies intra-dermiques ou sous-cutanées, d'hémorrhagies sous-muqueuses ou sous-séreuses, d'épanchements hémorrhagiques, dans certains cas au milieu de la substance des centres nerveux. Le foie presque toujours est atteint de dégénérescence graisseuse et la rate augmentée de volume, ainsi que le constatent un certain nombre d'observations.

Telles sont, en résumé, les lésions macroscopiques; ajoutons que le cœur a été trouvé sain dans nos diverses observations et que dans aucune d'elles le poumon n'était envahi par la tuberculose. Le tube digestif présentait, surtout dans l'estomac, des ecchymoses; les plaques de Peyer étaient toujours intactes.

Ce résultat, fourni par les recherches anatomo-pathologiques, est loin de satisfaire la curiosité bien légitime qu'excite l'étude de la maladie qui nous intéresse, et, disons-le tout de suite, l'incertitude qu'il laisse dans l'esprit n'est pas entièrement dissipée, comme l'on va s'en assurer par les examens histologiques publiés jusqu'à ce jour.

Le Dr Wilson (*British and foreign med.-chir. Review*, oct. 1865) relate un cas dans lequel il trouva quelques-uns des capillaires voisins des pétéchies atteints de dégénérescence amyloïde.

M. le professeur Hayem, à propos d'un cas publié par M. Huchard, constate une irritation cellulaire marquée

avec infiltration granuleuse en certains points des vaisseaux de l'encéphale et, le même auteur, dans une communication faite en 1876 à la Société de biologie, décrit
les lésions suivantes :

L'examen du sang fait pendant la vie permit d'observer la présence d'un grand nombre de globules blancs
différents par leur forme et leur réaction des leucocytes
et se rapprochant plutôt des éléments embryonnaires.

A l'autopsie, il constata, au niveau des ecchymoses
cutanées, l'inflammation de la tunique interne des petites artères et leur obturation par des caillots au milieu desquels on trouva de nombreux éléments blancs.
On ne put décider si l'inflammation avait été primitive
ou secondaire à l'oblitération des vaisseaux par ces éléments embryonnaires, mais il crut pouvoir admettre,
après l'examen histologique du foie, que ces lésions
étant de même nature que les septicémies, on pouvait
rapprocher de ces affections certains cas de purpura qui
consistaient essentiellement en une altération du sang
donnant naissance à des endartérites desquamatives.

Dans un autre cas publié par M. Barthélemy dans les
Archives de médecine 1882, M. Balzer résume ainsi
les résultats de ses recherches histologiques : « En résumé, les altérations des parenchymes se montrent partout avec des caractères identiques à ceux des maladies
infectieuses.

Les microbes se voient en grande quantité dans le rein,
dans le foie, dans les divers organes, mais on ne peut
en tirer des conclusions absolues, étant donné l'état de
putréfaction du cadavre. »

Nous terminerons cette revue en reproduisant la description faite par M. le professeur Cornil des lésions qu'il a constatées dans deux cas observés, l'un par M. Rigal, l'autre par M. Frémont.

Dans le premier, il observa la distensi·n des anses vasculaires des papilles et « un épaississement peu marqué des parois artérielles (des gros vaisseaux) lésion qui était en rapport avec la lésion cardiaque, et qui certainement remontait à une époque bien antérieure aux manifestations cutanées. »

Dans le second, il note les altérations suivantes au niveau d'une tache de purpura siégeant sur la lèvre inférieure : « Sur toutes les préparations, nous avons trouvé constamment une dilatation des vaisseaux des papilles d'autant plus marquée qu'on examine les papilles du centre de la tache de purpura.

Dans le tissu normal de la muqueuse, à la périphérie de la plaque, les papilles labiales sont très minces et leurs vaisseaux sont étroits; le tissu conjonctif de la papille est très peu abondant, et les cellules d'épithélium stratifié arrivent jusqu'à la base des papilles qui sont comme enfouies sous l'épithélium. A la périphérie de la tache purpurique, les vaisseaux des papilles deviennent plus volumineux qu'à l'état normal et ils sont remplis de globules sanguins. Dans la partie centrale de la tache, les vaisseaux capillaires sont colossalement dilatés Ils atteignent un diamètre de 1 à 3 dixièmes de millimètre, c'est-à-dire 15, 20 ou 30 fois plus considérable qu'à l'état normal. L'extrémité libre des vaisseaux dilatés arrive tout près de la surface de la muqueuse dont ils sont séparés par deux ou trois couches de cellules épithéliales. Souvent on trouve à la place d'une anse vasculaire, une dilation vasculaire unique de forme ovoïde ou sphéroïde. La paroi des vaisseaux dilatés montre une membrane très mince, tapissée à sa surface interne par un endothélium. Autour de ces vaisseaux dilatés, le tissu conjonctif de la papille est très mince ou nul, de telle sorte que les cellules épithéliales paraissent presque implantées sur la paroi. Ils sont remplis de globules rouges ayant presque partout leurs caractères normaux. Cependant, il est probable que partout, dans ces vaisseaux, la circulation était ralentie pendant la vie. Nous avons même constaté dans plusieurs des plus volumineux de la fibrine coagulée en faisceaux épais parallèles ou irréguliers, situés au milieu du sang. Il est vrai que ces coagulations fibrineuses ne sont pas appliquées et adhérentes à la paroi vasculaire. »

« Au-dessous de la couche papillaire, les vaisseaux du tissu conjonctif de la muqueuse ne sont pas notablement dilatés. Mais dans toute la partie superficielle du chorion muqueux, dans l'étendue de la tache de purpura on observe une assez grande quantité de cellules lymphatiques migratrices. Il n'y a pas non plus de globules rouges, ni de pigment sanguin épanché dans le tissu conjonctif. »

« En somme, cette tache de purpura est constituée par une dilatation énorme des vaisseaux des papilles qui sont remplis de sang, et par un œdème inflammatoire du tissu conjonctif sous-jacent. »

Il est impossible de tirer de ces faits une conclusion définitive en raison de leur nombre restreint et de la différence des lésions observés dans les examens histologiques, mais on doit en retenir la notion de la lésion des parois vasculaires à côté de laquelle existe celle du sang lui-même, ainsi que nous le verrons plus loin.

La généralisation des lésions vient confirmer ce fait établi par la clinique, qu'il s'agit ici d'une affection générale. Son mode de début, sa manière d'être, l'état plus ou moins prononcé d'abattement, la fièvre l'établissent surabondamment et donnent le droit de considérer ce purpura comme une maladie bien distincte du purpura des tuberculeux, des tabétiques, des varioleux. Il n'est greffé dans les cas dont nous nous occupons sur aucune maladie antérieure et paraît lié intimement au contraire aux troubles généraux qui le précèdent et l'escortent et vis-à-vis desquels il joue le même rôle que l'éruption morbilliforme remplit dans la rougeole.

Si le typhus angéio-hématique est une affection générale, il est nécessaire, ainsi que nous le disions au début de ce travail, de le séparer nettement du groupe des purpuras auxquels il se rattache uniquement par certains symptômes objectifs et nullement par sa marche et son étiologie.

Ne débute-t-il pas en effet chez un individu jouissant d'une bonne santé habituelle et chez lequel on n'a guère pu relever jusqu'alors qu'une fatigue plus ou moins grande dans les jours qui ont précédé son apparition ? Cette fatigue due soit à un excès de travail, soit à des privations, n'a créé assurément chez le sujet qu'un état d'opportunité morbide et n'a nullement été la cause efficiente de la maladie. Ne retrouve-t-on pas cette même cause banale en tête d'observations de maladies fort différentes dont on ne songe nullement à l'accuser ? J'ai tenu dès à présent à parler de l'action du surmenage

sur lequel j'aurai à revenir à propos du diagnostic dif-
férentiel avec le scorbut dont les causes déterminées et
bien connues font que cette affection ne peut nullement
être comparée au purpura idiopathique aigu fébrile que
nous étudions.

La cause de ce dernier est donc indéfinie; mais, si sa
nature n'est pas établie, il nous est au moins permis de
la soupçonner et de croire qu'il s'agit là *d'une infection
véritable primitive*, dont le sang est peut-être et très probablement le siège, infection qui nous permet de comprendre l'altération de l'état général survenant sans
cause appréciable au milieu de la santé.

Il est difficile sinon impossible de comprendre, abs-
traction faite de cette notion, le tableau clinique que
nous avons ébauché au début de notre travail; aussi
bien que les lésions multiples que l'on rencontre à l'am-
phithéâtre.

Démontrerait-on, comme Cruveillhier l'avance dans
son anatomie pathologique, qu'il y a phlébite générali-
sée des capillaires, ou qu'il y a endartérite, comme dans
le cas de MM. Hayem et Huchard, que l'on ne serait pas
plus avancé C'est la cause qui préside à ces altérations
qui doit être recherchée et, tout nous porte à croire,
nous l'avons déjà dit, qu'il s'agit d'un état infectieux,
ainsi que le prévoyait M. Mathieu dans son travail sur
les purpuras hémorrhagiques, état infectieux primitif
se traduisant en clinique par les signes que nous note-
rons dans la suite et qui par conséquent ne peut être
rangé à côté des accidents hémorrhagiques des autres
maladies infectieuses. Dans ces dernières, les hémorrhagies sont une complication, un accident parfois sé-

rieux, mais toujours dominé par l'affection générale primitive, variole par exemple ; tandis que dans le ty-phus angéio-hématique les hémorrhagies font partie du cortège clinique de l'affection et en sont un symptôme capital, essentiel.

M. le professeur Hayem, dans sa communication à la Société de biologie, 1876, soupçonnait les éléments em-bryonnaires qu'il avait observés dans le sang pendant la vie, d'être l'origine des accidents.

Après lui Penzoldt, et d'après ce dernier, Traube, au-raient trouvé des microcytes.

M. Balzer enfin constata la présence de micrococci très petits et très nombreux et compara les lésions des viscères à celles que l'on rencontre dans les maladies infectieuses.

Aux constatations qui précèdent, nous ajouterons que Magendie, puis Gaspard, Stich, O. Weber et d'autres ont produit des accidents mortels et des hémorrhagies par l'injection d'eau de macération de chairs putréfiées, phénomènes que Cl. Bernard rattachait à l'existence d'un principe fermentescible et non à l'action des gaz toxiques dont l'élimination, dit-il, est trop rapide. Quant à la possibilité d'embolies, opinion soutenue par Stich, elle doit être écartée puisque, selon Virchow, les mêmes phénomènes se produisent lorsqu'on emploie un liquide filtré avec soin.

Dans notre cas enfin, nous avons noté la présence, antérieurement à toute hématurie de l'albumine dans l'urine, à la présence de laquelle M. le professeur Bou-chard attache une importance capitale.

Nous concluons donc, après l'énumération des faits

précédents, à l'existence d'une affection générale dont l'origine infectieuse nous paraît probable sinon démontrée, origine en faveur de laquelle militent les faits publiés jusqu'à ce jour et contre laquelle aucune preuve satisfaisante ne peut être établie.

Il nous reste maintenant à étudier en détail les manifestations cliniques de la maladie dont nous venons d'examiner la pathogénie.

SYMPTOMES.

La maladie que nous décrivons atteint souvent un
individu qui ne possède aucun antécédent pathologique, soit héréditaire, soit personnel, comme l'attes-
tent les observations que nous relatons plus loin. Le
rhumatisme ne peut être soupçonné en aucun manière,
et il nous a paru inutile à l'article précédent de discuter
la possibilite d'une première attaque offrant les symptômes que nous attribuons au typhus angéio-hématique.

C'est à l'âge adulte qu'il se montre de préférence; le
sexe masculin semble particulièrement favorable à son
développement.

Son début peut être brusque, ainsi que cela eut lieu
pour le malade de M. Hérard (Acad. de méd., 28 décembre 1852), qui éprouva, à la suite d'un bain froid,
un frisson avec fièvre, céphalalgie et courbature générale; mais, dans la plupart des cas qui sont sous nos
yeux, le début a été lent, analogue à celui de la fièvre
typhoïde.

Le sujet éprouve un malaise général qui survient
progressivement, et auquel s'ajoutent de la courbature,
de la céphalalgie, ordinairement frontale, de l'anorexie,
et assez souvent de la constipation.

Cet état, qui peut persister quinze jours (obs. de
M. Huchard; Soc. anat., 1870), mais dont la durée est

parfois très courte, peut être désigné sous le nom de *période prodromique*.

A cette phase de la maladie succède la *période d'état,* qui s'annonce par l'apparition des hémorrhagies, par l'établissement plus ou moins précoce de la fièvre, et par l'aggravation de l'état général.

Hémorrhagies. — Les hémorrhagies peuvent être cutanées, muqueuses, séreuses, viscérales. Leur ordre d'apparition est loin d'être fixe ; mais, si l'on excepte le cas de M. Widal (Soc. clin., 12 juillet 1878), dans lequel il n'y eut pas de pétéchies, on peut dire qu'elles se montrent presque en même temps. Les hémorrhagies cutanées semblent cependant précéder les autres, et elles présentent le même aspect que dans les autres formes de purpura.

Elles siègent de préférence sur les membres et sur le tronc, et épargnent ordinairement la face. Leur étendue varie de 1 millimètre à 1 centimètre, et la saillie qu'elles font au-dessus de la peau peut être nulle, ou, au contraire, assez fortement prononcée, caractère peu intéressant, du reste, et qui ne modifie que l'aspect de l'éruption, sans changer en rien sa nature, ainsi que Laget, après Hébra, l'a démontré dans sa thèse (Purpura simplex à forme exanthématique, Paris, 1875).

La coloration des pétéchies et des ecchymoses varie selon l'époque à laquelle on les observe, conformant leur marche individuelle à celle des ecchymoses traumatiques. Aussi, grâce à leur apparition par poussées successives, en trouve-t-on ordinairement d'âges différents, et partant de colorations différentes.

A ces hémorrhagies, s'en joignent bientôt d'autres : épistaxis, hématurie, mæléna, hématémèse, et, à titre exceptionnel, des hémoptysies et des épanchements sanguins dans les divers viscères et dans les cavités séreuses. La conjonctive n'échappe pas à la loi commune : l'observation déjà citée de Hérard et celle de Barthélemy (Arch. de méd., 1882) en fournissent la preuve.

Disons, pour terminer cette énumération, que le cerveau et ses enveloppes sont parfois atteints. Ces lésions seraient reconnaissables, d'après M. Duplaix (Etude sur les hémorrhagies des centres nerveux dans le purpura hémorrhagique, Arch. de méd., avril et mai), aux signes suivants : céphalalgie, délire suivi de coma d'abord intermittent, passager, puis bientôt définitif, signes auxquels se joignent parfois des troubles de la vue, avec dilatation inégale des pupilles, des soubresauts de tendons, une respiration suspirieuse, des convulsions. Ces symptômes sont liés aux lésions diffuses, disséminées.

Lorsque la lésion est en foyer, les symptômes sont plus nets, tout en variant, comme il est facile de le comprendre, selon le siège de l'hémorrhagie et les fonctions dévolues à la partie de l'encéphale qui est atteinte. Nous ne nous attacherons donc pas à résumer ici les quatre cas sur lesquels s'appuie cette partie du travail de M. Duplaix, puisqu'il suffit de connaître la possibilité d'accidents analogues d'une part, la topographie cérébrale d'autre part, pour faire le diagnostic d'hémorrhagie cérébrale dans le cours d'un cas de purpura.

Nous avons signalé ces accidents. malgré la diffé-

rence qui existe entre les cas rapportés par M. Duplaix
et les nôtres, pensant que l'on ne peut mettre en doute
la production possible de ces lésions dans le cours de la
maladie que nous décrivons, maladie dont le symptôme
capital consiste en hémorrhagies diverses. Et, du reste,
nous avons des raisons sérieuses pour parler ainsi.
L'autopsie du malade mort dans le service de M. Landouzy nous a permis de constater l'existence d'un petit
épanchement sanguin sous-méningé qui recouvrait le
lobule parencentral gauche ; ce dernier offrait une teinte
hortensia. De plus, un petit foyer hémorrhagique, du
volume d'un grain de chènevis, existait dans l'hémisphère gauche du cervelet, immédiatement en dedans
de l'extrémité interne du corps rhomboïdal.

Les deux observations que nous empruntons à la
thèse de Dedet (loc. cit.) et à M. Huchard, observations
que nous avions déjà citées précédemment pour d'autres motifs, contiennent le récit de faits analogues.

L'hémorrhagie des centres nerveux peut donc se
montrer dans le cours du typhus hématique au même
titre que les autres hémorrhagies ; mais plus que les
autres elle doit être redoutée, en raison de la terminaison fatale qu'elle pourrait occasionner immédiatement.

Notons également, pour terminer cet examen des
hémorrhagies, que la rétine, le cas de Dédet en fait foi,
peut être atteinte dès le début de la maladie.

Troubles digestifs. — L'appétit, qui souvent a disparu
dès le début des accidents, fait place à une soif vive,
dont l'intensité croissante est en rapport direct avec le
degré de la fièvre et la gravité des hémorrhagies.

La langue est souvent sèche, blanchâtre, ou même fuligineuse au centre, rosée, ou rouge sur les bords.

Les gencives, contrairement à ce que l'on observe dans le scorbut, sont saines, ni fongueuses, ni ulcérées, et laissent suinter le sang au niveau de leur bord libre, où il se coagule parfois, et pourrait, dans un examen superficiel, en imposer pour une exulcération. Il est facile d'éviter cette erreur, en détergeant avec un linge fin les parties soupçonnées malades, et l'on verra alors sourdre le sang, sans que l'examen le plus attentif puisse faire découvrir une perte de substance quelconque.

Le voile du palais, la langue, les gencives elles-mêmes, sont assez fréquemment le siège de taches ecchymotiques, ainsi que nous l'avons indiqué au paragraphe relatif aux hémorrhagies.

Disons, pour en terminer avec les troubles de l'appareil digestif, que des vomissements verdâtres, ordinairement rares, surviennent quelquefois dans les derniers jours de la vie, et que la constipation, qui est à peu près de règle, peut être marquée par l'élimination du sang provenant soit de l'estomac, soit de l'intestin, et faire croire à une diarrhée qui en réalité n'existe pas.

Ces troubles digestifs se montrent souvent dès la période prodromique, et s'accentuent pendant la période d'état que nous étudions actuellement.

Etat général. — Ces divers symptômes sont greffés sur un état général que l'on peut caractériser en deux mots : abattement et fièvre.

L'abattement, dans certains cas assez prononcé pour donner lieu à un véritable *état typhoïde*, précède les hémorrhagies ou les accompagne, prouvant, par la variabilité de l'époque à laquelle il débute, qu'il n'est, comme nous l'avons dit précédemment, nullement sous la dépendance de ces dernières.

Dans l'observation qui nous est personnelle, le malade accusa depuis le début de sa maladie, dès la période prodromique, une lassitude prononcée qui s'accentua encore pendant le cours de l'affection, aggravation à laquelle les pertes sanguines ne sont certainement pas restées étrangères, mais qu'il serait, je crois, peu exact de mettre entièrement à leur actif.

Le malade de M. Widal (Soc. clinique, 12 juillet 1878) est atteint d'une prostration très marquée : « sa figure exprime la stupeur typhoïde » ; et cependant les hémorrhagies n'apparaissent que le lendemain.

Enfin, la malade qui fit le sujet de la communication de M. Huchard à la Société anatomique éprouva, pendant onze jours, « une sensation générale de courbature, de malaise indéfinissable » avant l'apparition des pertes sanguines.

Ce trouble de l'état général est important à relever, car il est le précurseur des accidents plus sérieux qui se montreront bientôt et contre lesquels il sera malheureusement bien difficile de lutter.

A côté de cette prostration physique, on trouve une intelligence intacte, moins active certainement, qu'à l'état de santé, mais qui contraste singulièrement avec la dépression des forces. Cette intégrité de l'intelligence persiste. en général, jusqu'au dernier moment, à peine obscurcie quelquefois par un léger délire calme et de courte durée. On pourrait être trompé, parfois, par le malade lui-même qui, cela avait lieu dans notre cas, n'aime pas à être dérangé et ne répond aux questions qui lui sont posées que lorsqu'on y met une certaine insistance. On est étonné alors du fonctionnement normal des facultés intellectuelles masqué un instant auparavant par un état physique absolument opposé.

A ce symptôme important s'en joint un autre dont la valeur lui est encore supérieure : je veux parler de la *fièvre*.

Il est malheureusement regrettable que la température n'ait pas été prise régulièrement dans les divers cas que nous avons sous les yeux, car, dans cette affection, le pouls, influencé par les hémorrhagies, peut être plein, vibrant, fréquent, comme on le sait, alors que la courbe thermométrique oscille autour de la normale ou descend même au-dessous, d'où il suit que l'importance des pulsations radiales devient tout à fait secondaire. La température accusée par le thermomètre placé dans l'aisselle et mieux encore dans le rectum pourra seule nous fournir des renseignements utiles en présence desquels l'on devra cependant ne pas oublier l'abaissement de chaleur produit par les raptus hémorrhagiques, phénomène dont l'observation est journalière, dans le cours de la fièvre typhoïde, par exemple.

Nous nous servirons donc presque uniquement, dans ce paragraphe, des températures rectales relevées chez notre malade, depuis le soir de son entrée à l'hôpital, le septième environ de sa maladie, jusqu'au 2 septembre au soir, neuf heures avant la mort.

Bessé (Auguste), 19 ans, hôpital Tenon, salle Lelong, lit, n° 19. Températures rectales.

	24 août.	25	26	27	28	29	30	31	1er sept.	2
matin.	»	38°	37°3	37°6	39°7	38°7	38°9	39°3	38°6	39°
soir.	37°4	38°1	37°7	38°6	40°1	39°8	39°9	40°2	40°1	40°2

La malade de M. Huchard avait une température de 38°8 lors de son entrée à l'hôpital, température qui atteignit le chiffre de 40°3 le matin même du jour où elle mourut.

Un seul malade, celui de M. Widal, offrit une température normale après avoir présenté, pendant quatre jours, une courbe qui oscillait le matin entre 38° et 37°1, le soir entre 38°7 et 39°9.

A part ce cas, il est remarquable de voir la température s'élever, malgré les hémorrhagies, et accuser des chiffres tels que ceux que nous avons signalés plus haut, chiffres qui n'ont pas seulement une importance actuelle, mais dont la vue, si l'on peut tirer une déduction de faits aussi peu nombreux, doit faire craindre une terminaison fatale.

Et maintenant à quoi attribuer cette hyperthermie, sinon à l'infection générale dont le malade devient la proie? L'autopsie, qui n'établit l'existence d'aucun processus inflammatoire, nous paraît appuyer cette manière de voir et nous permet de comparer ce qui se passe ici

aux phénomènes fébriles qui appartiennent aux septicémies, à moins que l'on ne veuille voir, dans le syn-
drome dont nous nous occupons, l'écho des lésions
constatées dans les artères par M. Hayem. Notre opinion, toutefois, nous semble plus conforme à la réalité.

L'urine renferme, dans certains cas, de l'albumine
antérieurement à toute hématurie. Ce fait est consigné
dans l'observation de notre malade.

Ainsi évolue la maladie dont l'étude est le but de ce
travail, débutant au milieu d'une santé parfaite par des
troubles digestifs le plus souvent, de la fatigue, sinon
de la prostration, prodromes auxquels s'ajoutent bientôt
la fièvre dont l'intensité ira en croissant, des hémorrhagies multiples contre lesquelles la lutte sera difficile
et, pour clore cette scène, la terminaison fatale.

La description que nous venons de faire est peut-être
un peu sombre, et l'on pourrait nous accuser d'avoir trop
poussé au noir le tableau du typhus angéio-hématique,
mais il nous était difficile d'aboutir à une autre conclusion en présence des faits dont nous relatons plus loin
l'histoire. Il existe très probablement et très certainement des cas de guérison parmi les observations que
nous avons parcourues et que nous avons volontaire-
ment négligées, voulant appuyer notre étude uniquement sur des cas types dont le diagnostic a été confirmé
par l'anatomie pathologique.

La durée est habituellement courte; son maximum
paraît être de trois semaines. A côté de ces cas dont
l'échéance est relativement éloignée, on en trouve d'au-

tres à marche suraiguë qui évoluent en trois ou quatre jours.

Une question reste encore à résoudre, et elle est intéressante aussi bien par le côté étiologique qu'au point de vue clinique. Je veux parler *des formes* de la maladie.

D'autres observateurs, plus heureux que nous, pourront peut-être démontrer un jour que *certains* cas à déterminations nerveuses ou accompagnées d'arthropathies sont des variétés du typhus angéio-hématique dans lesquelles les symptômes médullaires deviennent prédominants, ainsi que cela se voit dans la fièvre typhoïde. Nous n'en serions nullement surpris, puisque le typhus angéio-hématique est une maladie générale et peut très bien, par suite, porter de préférence ses efforts sur le *locus minoris resistentiæ* tout en envahissant l'économie entière.

C'est là une simple hypothèse de notre part à l'appui de laquelle nous ne pouvons actuellement avancer aucun fait, mais qui nous paraît rationnelle.

Nous ajoutons, en terminant, que nous n'avons nullement l'intention de prétendre que *tous* les faits décrits sous le nom de pupura myélopathique ou de purpuras rhumatoïdes puissent être classés ainsi, mais seulement quelques-uns d'entre eux qui posséderaient les attributs de la maladie générale que nous avons décrite.

DIAGNOSTIC.

Le diagnostic du typhus angéio-hématique doit être
fait avec toutes les affections hémorrhagiques d'abord,
puis avec les diverses formes du purpura.

Le *scorbut* occupe la première place parmi les maladies qui présentent des caractères communs avec celle
dont nous venons de faire la description, et une question préjudicielle relative à la nature du typhus angéio-
hématique s'impose tout d'abord : les purpuras et le
scorbut sont-ils oui ou non deux variétés de la même
affection ?

Nous restreindrons, si l'on veut bien nous le permet-
tre, le débat et nous nous demanderons plus modeste-
ment si le *typhus angéio-hématique*, qui, ainsi que nous
l'avons démontré, doit être entièrement séparé du
groupe *purpura*, possède des liens de famille avec le *scorbut*? Or, il n'est point douteux pour nous que ces deux
affections soient absolument distinctes et que les phénomènes hémorrhagiques communs aux deux maladies
soient les seules preuves sérieuses, en apparence seulement, que l'on puisse opposer à notre manière de voir,
en faveur de laquelle ont déjà plaidé Lasègue et Le-
groux, dans leur travail relatif à l'épidémie de scorbut
observée dans les prisons de la Seine et à l'hôpital de la
Pitié. (Arch. gén. de méd., 1871.)

L'opinion des auteurs du Compendium de médecine

est ainsi exprimée : « Toutes les fois, disent Monneret
et Fleury, que le purpura se rattache à une pyrexie, il
ne peut plus être considéré comme un scorbut. »

Nous citerons enfin l'opinion du professeur Jaccoud.
La conclusion qui termine le passage que nous allons
reproduire, nous a surpris et nous paraissait devoir être
absolument différente après la lecture du tableau comparatif suivant :

« Le purpura a pour caractères fondamentaux une
éruption de taches sanguines et une disposition aux hémorrhagies multiples ; ces caractères, il les possède en
commun avec le scorbut, mais *il en diffère par ses causes,
beaucoup moins spéciales et moins saisissables ; par sa marche,
ordinairement plus rapide* (scorbut aigu de quelques auteurs) ; *par l'absence de stomatite fongueuse* ; par l'absence
des infiltrations et des exsudations dans le tissu sous-
cutané et intermusculaire ; *par la présence de la fièvre,
qui est fréquente.* » Il ajoute plus loin : « En présence
de ce tableau comparatif, il me paraît difficile de ne
pas admettre que le purpura et le scorbut sont deux variétés d'une seule et même maladie, dont le trait essentiel est une *diathèse hémorrhagique accidentelle.* » (Pa-
thol. int., 1879, t. II.)

Notre conclusion, nous l'avons dit plus haut, est dia-
métralement opposée à celle du savant auteur du Traité
de pathologie interne et nous ne saurions mieux l'appuyer qu'en invoquant le paragraphe précédent.

A plus forte raison le typhus hématique doit être considéré comme une maladie distincte du scorbut, lui qui
n'est précédé par aucune privation d'aliments spéciaux,
qui a pour cause unique l'infection, qui s'accompagne de

fièvre, d'un état général bien caractérisé et dans le cours duquel les hémorrhagies ne sont qu'un épisode, important, il est vrai, mais dont l'éclat ne peut et ne doit à aucun titre faire perdre un instant de vue la maladie elle-même.

Le scorbut a une période de préparation assez longue, pendant laquelle les privations déterminent progressivement les altérations qui se traduiront par les symptômes que chacun sait et que nous ne ferons qu'énumérer ici : stomatite fongueuse avec liséré scorbutique, piqueté scorbutique au niveau des bulbes pileux, ecchymoses, indurations, infiltrations, ulcères à forme spéciale, signes auxquels s'ajoutent pendant la troisième période, les hémorrhagies, la diarrhée, les épanchements séreux et parfois l'œdème généralisé. Tous ces phénomènes apparaissent successivement, et malgré la gravité de l'état général, il est rare de voir l'apyrexie faire place à un léger mouvement fébrile et cela seulement dans les cas graves et à la période terminale. Le traitement bien connu du scorbut fournit encore ses résultats à ajouter à notre argumentation.

Le *typhus angéio-hématique*, dirons-nous pour conclure, est une affection qui n'a de commun avec le scorbut que le syndrôme *hémorrhagies* : il doit partant en être séparé au point de vue nosographique et il peut en être distingué en clinique au moyen des différences que nous avons signalées plus haut.

Parmi les autres maladies qui pourraient en imposer à leur début, la *variole hémorrhagique* est assurément celle qui doit attirer le plus l'attention. Mais les douleurs lombaires, l'angine, l'absence de vaccination antérieure et surtout la notion de l'existence actuelle d'une épidémie de variole, permettront au médecin d'établir son diagnostic, qui sera bientôt confirmé par l'éruption spéciale si un rash ne l'a déjà averti du danger.

L'*hémophilie*, enfin, par sa longue durée, l'absence de fièvre, la production d'hémorrhagies à l'occasion du traumatisme le plus insignifiant, l'hérédité fréquente, offre un tableau clinique absolument différent.

Nous n'insisterons pas sur les autres affections qui peuvent présenter des hémorrhagies. Le symptôme purpura ne sera alors qu'un accident, qu'une complication qui viendra se surajouter à la maladie actuelle, dont les signes classiques auront permis de reconnaître l'existence.

Il nous paraît donc inutile d'énumérer les diverses affections dans lesquelles ce symptôme pourra se montrer, de même qu'il nous semble superflu de revenir ici sur la différenciation que nous avons établie au début de notre travail entre les diverses variétés de purpura et le typhus angéio-hématique ou purpura idiopathique aigu fébrile.

TRAITEMENT.

Le traitement de toute maladie doit répondre à deux indications importantes : la cause et le symptôme. Le médecin doit s'efforcer de détruire, d'annihiler la première sans négliger, pour cela, le second, dont l'intensité peut menacer la vie du malade ; et cela est particulièrement vrai dans le cas actuel.

L'hémorrhagie, en effet, peut tuer le malade brusquement, en un instant, avant que l'on ait pu songer à lutter contre la cause même de cette hémorrhagie.

Aussi, dans le purpura idiopathique aigu ou typhus angéio-hématique, devra-t-on tout d'abord courir au plus pressé et recourir aux *anti-hémostatiques* qui supprimeront l'hémorrhagie qui menace la vie du malade et donneront au médecin le temps d'agir sur la cause.

Cette dernière sera très probablement sinon annihilée, du moins favorablement influencée par l'action du sulfate de quinine à dose élevée. Ce médicament, à la fois antiseptique et antifébrile, nous paraît, en effet, devoir être éminemment utile au malade dont on soutiendra, du reste, les forces par les moyens appropriés.

OBSERVATION II.

Archives de médecine, 1882. Barthélemy. (Résumée).

Carrah, 46 ans, crémier, entre le 23 avril 1882, salle Saint-Louis, lit nº 15 et meurt le 27.

Cet homme, d'une constitution vigoureuse, sans antécédents héréditaires, sans antécédents pathologiques personnels, n'a notamment jamais eu de rhumatismes; il n'a pas de maladie de cœur ni de lésion viscérale quelconque; il n'a jamais fait d'excès alcooliques; il se nourrit bien, mais travaille assez durement de 5 heures du matin à 11 heures du soir. Cependant il supportait très bien cette fatigue depuis un certain temps déjà.

C'est dans ces circonstances, et au milieu d'une santé satisfaisante, qu'il fut pris soudainement sans raison appréciable de purpura, le jeudi 20 avril. Les premiers accidents furent des hémorrhagies viscérales diverses ; hématurie, mélæna, hémorrhagie sousconjonctivale, labiale, gingivale, buccale, palato-pharyngienne et sous-cutanée. Pas d'épistaxis. Ces phénomènes se continuèrent en s'aggravant le 22 et le 23, bien que le malade fût couché et soumis au café glacé et au sulfate de quinine à la dose de un gramme.

Ce médicament avait été ordonné par un médecin de la ville pour arrêter les hémorrhagies et non pour combattre la fièvre. Le malade croit qu'il n'avait pas de fièvre, mais cependant il éprouvait une soif ardente.

Au moment de son entrée la T. *rectale* est de 38º,6 et le pouls faible, petit, mais régulier, bat 88 fois par minute. Le malade est très faible, très abattu et ressent un profond anéantissement de tout son être; il ne souffre pas; c'est surtout de la perte de ses forces qu'il se plaint. La face est pâle, l'œil est éteint; les ongles sont cyaniques et les doigts blancs comme dans le phénomène du doigt mort, forment un contraste marqué avec la coloration bleuâtre du dos des mains. Les gencives sont très pâles, mais en aucun point elles ne sont ulcérées, ni tuméfiées, ni fongueuses, et il est absolument impossible de les considérer comme scorbutiques, même à un faible degré. Les membres inférieurs sont littéralement criblés de petits points hémorrhagiques sous-épidermiques et intra-dermiques, les uns ponctiformes et miliaires, les autres lenticu-laires ou même plus étendus. Tous d'ailleurs présentent une ex-trêmediversité de forme; ils ont aussi une coloration très variable; les uns sont noirs, bleuâtres ou violacés; les autres sont rouges ou carminés. Les membres inférieurs, depuis les chevilles jus-qu'aux genoux sont plus atteints que les autres régions, mais au-cune partie de la peau n'est vraiment exempte de points hémor-rhagiques. Au ventre certaines de ces hémorrhagies sous-cutanées ont le volume d'un haricot et se trouvent à côté d'autres qui sont tout à fait miliaires.

Depuis hier (22 avril), le malade accuse une très vive douleur dans le bas-ventre, produite par la formation de caillots volumi-neux. Il est pâle, déprimé. Ni vomissements, ni diarrhée.

Traitement : Ergotine. Digitale.

Le lendemain 24, T. rectale 38°,3.

Pouls faible, dépressible, à 130. Dépression profonde. Les hé-morrhagies cutanées se sont peu multipliées. Les hémorrhagies viscérales persistent (hématurie, mélæno, hématémèse).

Traitement : Todd, limonade citrique. Injections d'éther et d'er-gotine. Inhalations de cinq litres d'oxygène en 12 heures.

Le 25. — Amélioration de l'état général. Hématurie. Les gen-cives sont très pâles, non tuméfiées et non saignantes; il n'y a pas encore d'épistaxis.

L'examen du sang et des urines fraîches est pratiqué par M. Bal-zer.

Examen du sang. — Globules blancs : augmentation trop peu no-table pour avoir une signification importante, micrococcus très petits, peu nombreux.

Examen de l'urine. — Globules rouges nucléés. Globules blancs assez nombreux, remplis de micrococcus petits et très mobiles : bâtonnets très nombreux, points simples et en chaînettes. L'exa-men de l'urine n'a malheureusement qu'une importance secon-daire; le malade avait été sondé trois fois avant l'examen.

Le 25 soir. Quelques crampes dans les jambes. Première épistaxis.

Le 26. Fièvre modérée. Profonde dépression physique. Intel-ligence intacte. Suppression des hémorrhagies, sauf par la vessie. Infiltration sanguine profonde autour de l'anus et dans la région sous-ombilicale. Les gencives, pâles, ne sont nullement tuméfiées et présentent quelques pétéchies à la limite de leur bord dentaire.

Le 26 soir. — Continuation de l'hématurie.

T. axillaire : 38°,6. Pouls à 180.

27 avril. — Abattement et faiblesse extrême, augmentation en nombre des taches hémorrhagiques cutanées. *Mort* dans la journée.

Autopsie faite 24 heures après la mort.

L'examen microscopique a été fait par le Dr Balzer.

Paroi abdominale. — Le muscle droit est compris entre deux ecchymoses, l'une sous-cutanée, l'autre sous-péritonéale. La peau et le tissu cellulaire sont profondément infiltrés de sang au niveau du scrotum, du périnée et de la fesse droite. Presque tout le péritoine est infiltré de sang, notamment entre les feuillets du mésentère, mais il n'y a pas d'épanchement dans l'intestin.

Examen microscopique. — On ne trouve que peu de lésions au niveau des foyers sanguins de la peau. Le sang s'est répandu entre les faisceaux conjonctifs du derme en formant des collections hémorrhagiques plus ou moins considérables. Les vaisseaux ne paraissent pas altérés. Il faut noter aussi les extravasations sanguines qui se sont produites dans les glomérules des glandes sudoripares. On trouve dans ces foyers de nombreux micrococcus isolés ou formant des chaînes de cinq, six et même davantage.

Poumons. — Exsangues ainsi que le cœur. Emphysème.

Pas de tubercules.

Cœur. — Myocarde pâle. Pas de caillots dans le cœur gauche. Quelques taches hémorrhagiques sous l'endocarde, mais rien sur les valvules.

Caillots blancs très adhérents dans le cœur droit et quelques caillots noirs. Rien dans le *péricarde* ni dans les *plèvres*.

L'*aorte* n'est pas athéromateuse.

Examen microscopique. — Le cœur examiné au niveau des ecchymoses de l'endocarde possède des fibres absolument normales. Le sang a décollé la couche conjonctivo-élastique de l'endocarde en pénétrant jusqu'à une certaine profondeur dans les interstices des fibres musculaires.

Les autres muscles examinés au niveau des petits foyers hémorrhagiques sont également sains.

Viscères abdominaux. — La rate est petite et molle. Le foie présente son volume normal, mais il a une coloration pierre à fusil

qui démontre soit un état exsangue prononcé, soit une dégénérescence granulo-graisseuse avancée. Diminution de la consistance
normale.

Examen microscopique. — Dans le foie les cellules sont très granuleuses et on trouve de petits foyers d'extravasation leucocytique
dans les espaces portes.

Au niveau du duodénum et de la première portion de l'intestin
grêle, dans les points où le mésentère est le plus infiltré et où l'hémorrhagie prend une teinte presque noire, on ne trouve dans la cavité intestinale aucune trace d'hémorrhagie et les matières y ont
une coloration verte et bilieuse accentuée, sans mélange de sang.
Au contraire, la muqueuse stomacale présente des ecchymoses
ponctuées et des marbrures qui, par leur disposition et par
leur coloration, rappellent les taches de la peau des jambes. Les
matières contenues dans le rectum sont mélangées avec du sang,
mais, là encore, la muqueuse intestinale est intacte dans toute son
étendue.

Examen microscopique. — L'estomac est le siège de lésions inflam-
matoires très intenses près de l'orifice et du cul-de-sac des glandes. Ces parties sont infiltrées de cellules rondes accumulées en
certains points ; les leucocytes se répandent le long des tubes glan-
dulaires. Le tissu sous-muqueux et les couches musculaires sont
sains.

La *vessie* contient 1,500 grammes de sang coagulé ; nombreuses
ecchymoses sous-muqueuses.

Les *reins* sont pâles : la substance corticale a près d'un centimètre d'épaisseur. Aspect cireux qui rappelle la dégénérescence graisseuse plutôt que l'anémie.

Ecchymoses dans le tissu cellulaire voisin du bassinet.

Examen microscopique. — Le sang dissèque les faisceaux musculaires de la vessie. L'épithélium a disparu. Les parois de la vessie sont en outre remplies de granulations mélangées aux globules sanguins extravasés et qui nous paraissent être des micrococcus.

Les cellules épithéliales du rein sont très granuleuses, surtout
dans les tubes contournés et tendent à se détacher des parois.
Plus encore que dans le foie on trouve de jeunes cellules autour des
vaisseaux, autour des glomérules, au-dessous de l'enveloppe conjonctive du rein. L'aspect du tissu rappelle, en résumé, celui qu'on

observe *dans les maladies infectieuses* et notamment dans la scarlatine. Il est remarquable de voir qu'on ne trouve pas de foyers
hémorrhagiques dans les coupes : il n'y en a pas non plus dans les
coupes du foie.

Encéphale. — Les méninges sont pâles. Les circonvolutions cé-
rébrales participent à l'état exsangue des autres organes. Le cerveau a la consistance normale. Le cervelet lui-même, au niveau
de l'arbre de vie, ne présente aucune arborisation vasculaire.

Examen microscopique. — En résumé les altérations des parenchymes se montrent partout avec des caractères identiques à ceux
des maladies infectieuses. Les microbes se voient en grande
quantité dans le rein, dans le foie et dans les divers organes, mais
on ne peut en tirer des conclusions absolues, étant donné l'état de
putréfaction du cadavre.

OBSERVATION III.

Purpura hemorrhagica febrilis. Mort. (Hérald. Acad, de médec.,
28 décembre 1852).

Homme de 25 ans, doreur, entre à la Pitié, le 22 aout 1851,
jouissant habituellement d'une bonne santé, doué d'une forte
constitution et d'un tempérament sanguin. Cet homme était con-
valescent depuis une quinzaine de jours d'un érysipèle de la face
qui n'avait présenté rien d'insolite, ni dans sa marche, ni dans ses
principaux symptômes.

Le 19. A la suite d'un bain froid, il fut pris tout à coup, sans
cause appréciable, d'un frisson avec fièvre, céphalalgie, courbature générale et en même temps d'une très vive douleur dans les
rein.

Les 20 et 21. Les accidents continuèrent, allèrent même en aug-
mentant ; le malade eut des nausées et quelques vomissements.

Le 22. Il vint à pied à l'hôpital de la Pitié, où il fut admis. L'interne de la salle, M. Labric, constata, le soir de l'entrée, une *fièvre
intense*, de la céphalalgie, de l'inappétence, la langue blanche légèrement rouge sur les bords, une douleur de reins tellement ai-
guë qu'elle arrachait des cris au malade et absorbait presque tous
les autres symptômes.

Du reste, pas de larmoiement ni de coryza ; pas de toux, pas de

mal de gorge, pas de diarrhée. Çà et là sur la face et les membres,
quelques petites saillies coniques qui firent songer à la variole ;
mais le malade d'ailleurs vacciné, assurait que ces élevures existaient depuis longtemps.

Le 23. A la visite du matin, l'état est à peu près le même que la
veille au soir. *La fièvre persiste*, les douleurs de reins sont intolé-
rables, les élevures demeurent stationnaires ; mais sur la face et
le devant de la poitrine, on remarque une rougeur assez vive, générale, uniforme, sans pointillé, disparaissant à la pression.

Le malade ne se plaint ni de mal de gorge, ni de difficulté à
avaler. La muqueuse bucco-pharyngienne est saine, la langue
blanchâtre, humide. Il n'y a plus de vomissements. L'intelligence
est libre. Le soir, l'injection des téguments est plus étendue et
plus marquée encore que le matin.

Le 24. (Quatrième jour depuis le début). La céphalalgie et surtout la douleur des reins sont toujours très violentes. La peau est
chaude ; le pouls développé, bat 100 fois par minute. Les deux conjonctives oculaires et les paupières, principalement du côté droit,
sont le siège de fortes ecchymoses violacées, noirâtres. Un grand
nombre de pétéchies lie de vin se montrent sur le ventre et les membres inférieurs ; elles sont confluentes à la région hypogastrique,
rares sur la poitrine et les bras. Sur les jambes on observe par plaques
disséminées une teinte bleuâtre qui dénote une hémorrhagie profonde.

La langue, à peine rouge sur les bords, présente à sa face dor-
sale un enduit blanchâtre ; les gencives sont saines ainsi que l'arrière-gorge, le malade expectore cinq ou six crachats sanglants et
assure avoir rendu des urines rouges de sang.

A l'auscultation on perçoit dans la poitrine quelques râles sous-
crépitants disséminés. La percussion ne fait connaître aucune différence de son appréciable ; limonade citrique pour boisson ; saignée de 200 gr., diète.

Un soulagement immédiat a été obtenu après la saignée, puis,
quelques heures après, le malade s'est plaint tout à coup d'une
sensation d'étouffement et est mort subitement. L'examen du sang
a été pratiqué par Becquerel. Il a été impossible de trouver la moindre trace de fibrine ; les globules ne se sont point séparés de la
masse sanguine même après addition de sulfate de soude et réfri-
gération.

OBSERVATION IV.

Première observation de Alix. Lyon médical, 1878.

X...., tambour au 133e de ligne, 25 ans, entre à l'hôpital, salle 6, n° 2, le 3 mai 1877; il meurt le 5 mai, à 4 heures 1/2 du matin.

Les renseignements recueillis sur les antécédents de ce malade sont incomplets, insuffisants ; il dit n'être malade que depuis deux jours seulement.

Ce militaire présente les apparences d'une bonne constitution.

Symptômes observés à l'entrée. — Face colorée, paupières gonflées, yeux injectés, larmoyants. Teinte rosée légère, uniforme, de la face, du tronc et des membres supérieurs. Dyspnée. Rudesse du murmure vésiculaire. Crachats muqueux sanguinolents. Cœur sain. Pouls plein, fréquent. Température 38,2 à 3 heures du soir, Courbature. Diarrhée.

Le 4. Température, 38,1 à 7 heures du matin ; 37,3 à 3 heures du soir. Pétéchies sur le tronc. A 5 heures, hémoptysie, épistaxis abondante. Augmentation en nombre des pétéchies. Mort à 4 heures 35 du matin.

Autopsie. — Pétéchies.

Abdomen. — Pétéchies sous-péritonéales. Sang fluide dans l'intestin. Muqueuse rouge noirâtre. Hypertrophie des follicules et des plaques de Peyer. Ecchymoses de l'estomac. *Foie.* Pétéchies à la surface. Coloration jaune paille. *Rate.* Grosse, dure. *Reins.* Volume normal ; pétéchies sur la muqueuse des bassinets. Teinte rougeâtre.

Poumons. — Crépitants. Nombreuses pétéchies. Teinte noirâtre de la muqueuse de la trachée.

Cœur. — Pétéchies sur le péricarde. Nulle altération visible. Sang fluide dans les ventricules.

Cerveau sain. Pétéchies sur les méninges.

OBSERVATION V (résumée).

Purpura hémorrhagique aigu. (Observation recueillie par M. Vaslin. In thèse de Vignaucour).

Marie X..., 18 ans, entrée le 11 mars à Lariboisière, salle Sainte-Eugénie, n° 17, domestique, célibataire.

La malade est fortement développée. Santé toujours bonne. Menstruation régulière. Travaille dix-huit heures par jour dans un hôtel.

6 mars. Malaise général, courbature.

Le 10. Fièvre.

Le 11. Pétéchies sur toute l'étendue des téguments. Suffusion sanguine des conjonctives bulbaires. Pétéchies sur la muqueuse buccale. Soif vive. Douleur épigastrique. Ni nausées, ni vomissements. Douleur à la région splénique sans augmentation de volume de la rate. Constipation sans ballonnement du ventre. Peau chaude. Pouls très fréquent, petit, serré. Urines rares, de coloration normale. Rien à la poitrine. Somnolence. Céphalalgie frontale. Courbature. Abattement général extrême. Mort la nuit même dans le coma.

Autopsie. — Congestion de tous les organes. Infiltration sanguine du derme au niveau des pétechies.

OBSERVATION VI.

(In thèse de Dedeh.)

Cette observation nous paraît avoir été placée à tort dans le travail de Dedet sur le purpura de cause paludéenne, car nous ne trouvons pas trace d'accidents paludéens dans le récit suivant.

Sipoly (Edouard), 22 ans, né à Taville (Gard), soldat d'infanterie de marine, entre à l'hôpital militaire de Cayenne, le 24 décembre 1876. Cet homme n'a jamais été malade et n'a dans sa famille aucun antécédent qui puisse expliquer la symptomatologie qu'il présente.

Arrivé dans la colonie au mois d'octobre 1876, il s'était toujours bien porté, lorsque huit à dix jours avant son entrée à l'hôpital, il vit survenir aux jambes une légère éruption de taches rouges. Il n'y fit pas attention et continua son service.

Le 22. Il aperçut une mouche fixe dans l'œil gauche et c'est ce motif qui le fit entrer à l'hôpital le 24 décembre 1876. Le malade est pâle, anémié, mais il a, dit-il, toujours eu le teint mat. On voit sur les jambes et le front une éruption légère de purpura. La peau est bonne, le pouls vibrant et un peu rapide.

Le 25. Les taches de purpura se sont étendues à tout le corps ; les gencives sont tuméfiées, ecchymosées et sont le siège d'un suintement sanguin.

L'examen opthalmoscopique permet de constater une tache noire dans la macula et au-dessus de la pupille et en dehors (à l'image renversée) ; une hémorrhagie récente, rouge, allongée de haut en bas. Les vaisseaux rétiniens sont turgescents. Traitement : tisane commune. Collyre au sulfate de zinc.

Le 27. Le malade ne souffre pas ; l'éruption est plus confluente, prend les caractères ecchymotiques, le moindre choc donne lieu à une ecchymose sous-cutanée.

Ecchymose de la paupière supérieure gauche qui s'étend à l'inférieure et à la conjonctive. Même état des gencives, joue gauche tuméfiée et douloureuse. Peau chaude, pouls fréquent et vibrant. Appétit bon ; bon état des voies digestives. Poumons sains, pointe du cœur dans le sixième espace au-dessous du mamelon. Bruit de soufle au premier temps, à maximum aortique se prolongeant dans les vaisseaux du cou.

Augmentation des hémorrhagies rétiniennes. L'œil droit est aussi atteint.

Soir, pouls 120°. Température, 39,8.

Le 28. Etat de somnolence légère, pas de plaintes. Matin, pouls 120° ; Température, 39,2. Soir, pouls 118° ; Température 40°.

Même état, somnolence plus marquée. La joue gauche a une teinte bleu-verdâtre. Matin, pouls 112° ; Température, 38,8.

Le 30. Ecchymose de la paupière inférieure droite.

Le malade reste couché et mange peu. Matin, pouls 124° ; Température 39,2.

Vers 10 heures, vomissement grisâtre.

A partir de ce moment, il ne parle plus et ne veut prendre ni boisson, ni nourriture. Il reconnaît les personnes, mais ne répond pas. Il ne présente aucun symptôme de paralysie ni du mouvement, ni de la sensibilité. La peau est un peu chaude. La température ne peut être prise à cause de l'agitation du malade, pouls 128°.

Mort le 31 décembre 1876, à 3 heures du matin.

Autopsie. — Le 31 décembre 1876, six heures après la mort.

Habitus extérieur. — Taille moyenne, apparence robuste, peau fine blanche, sans le moindre indice d'ictère, parsemée de taches de purpura.

Péricarde.— 100 grammes de liquide sanguinolent, cavités pleurales libres de toute adhérence et sans liquide.

Cœur. — Volumineux, dur, contracté. Coloration noire de sa surface extérieure ; vastes ecchymoses sous-péricardiques. Oreillettes vides et épaissies par des épanchements sanguins dans les colonnes musculaires.

Les deux ventricules sont vides, exsangues et présentent de nombreuses ecchymoses sous-endocardiques. Les orifices auriculoventriculaires et artériels n'offrent pas la moindre trace d'altération.

La coupe des parois cardiaques, ainsi que celle de la cloison, permet de consacrer la présence d'un grand nombre d'hémorrhagies dans le tissu musculaire lui-même.

Poumons. — Quelques ecchymoses sous-pleurales. A la coupe petits foyers sanguins, surtout périphériques. En général, les poumons sont sains.

Cavité abdominale. — Tube intestinal : rien de particulier. Estomac : matière gris verdâtre semblable aux vomissements ; il n'y a pas d'apparence de sang dans le tube digestif.

Cerveau. — Les sinus de la dure-mère contiennent peu de sang. Nombreuses hémorrhagies sans méningées.

A la surface convexe, à droite, large ecchymose sur la partie postérieure de la troisième frontale et toute la frontale ascendante.

A gauche hémorrhagie tout le long de la scissure de Sylvius et comprenant à la partie postérieure le pli courbe.

Entre les hémisphères, au-dessous du corps calleux, long caillot de un centimètre d'épaisseur, réunissant les deux hémisphères.

Le corps calleux est complètement ramolli et désorganisé, petites hémorrhagies de 2 à 4 millimètres de diamètre sur le plafond des ventricules latéraux parcouru par des vaisseaux gorgés de sang.

A la coupe, nombreuses hémorrhagies de la substance cérébrale elle-même.

1° *A droite*, à la partie postérieure et en dehors du noyau caudé;

2° Dans la capsule externe, en arrière du lobule de l'insula ;

3° En avant dans la substance grise, à la partie antérieure du noyau lenticulaire du corps strié et de la substance blanche qui correspond au lobe frontal.

A gauche, en arrière du prolongement occipital du ventricule latéral, dans la capsule externe et l'avant-mur. Le noyau lenticulaire et la capsule offrent un certain nombre de petits points hémorrhagiques de 1 à 2 millimètres.

Enfin, notons un foyer de 6 à 7 millimètres siégeant à la partie antérieure de la portion du noyau lenticulaire et la teinte jaune ecchymotique de toute la substance blanche antérieure.

Cervelet. — Nombreux points hémorrhagiques dans les deux pédoncules cérébelleux supérieurs.

Protubérance. — Petite hémorrhagie à droite et en haut.

OBSERVATION VII.

Purpura hémorrhagique sans taches purpuriques sur la peau et ayant simulé
une fièvre typhoïde. Mort. Autopsie par M. Widal.

(Société clinique, séance du 12 juillet 1878).

Cornue, soldat aux cavaliers de remonte, 24 ans, entre au Gros-Caillou, le 13 juin 1878.

Ce militaire avant son entrée à l'hôpital n'a jamis été malade et n'a souffert d'aucune affection morale, telle que nostalgie, chagrin, etc. Depuis six jours, il éprouvait de la céphalalgie, de la lassitude avec d'abondants saignements de nez.

Au moment de son entrée dans nos salles, sa figure exprime la stupeur typhoïde, prostration très marquée, céphalalgie frontale, épistaxis. Langue d'un rouge vif à la pointe et sur les bords, très sèche, anorexie, constipation. Nulle tache sur la peau, nul trouble nerveux. Rien du côté du cœur ; quelques râles sibilants et ronflants disséminés dans la poitrine. Température 38,7 ; 76 pulsations.

Dès le lendemain de son entrée, le malade est pris d'une hématurie notable ; le microscope démontre la présence de globules sanguins dans l'urine. Les épistaxis se répètent à tout moment. Le ventre est ballonné, douloureux à la pression dans les fosses iliaques. Constipation. Même état général. Fièvre.

Pendant les deux jours suivants l'épistaxis et l'hématurie persistent. L'abattement s'accentue de plus en plus (1 gr. 40 de perchlorure de fer. Vin de cannelle avec 60 gr. d'alcool. Lavement purgatif).

Le 17. Nouvelle épistaxis et cessation de l'hématurie ; même état général, pas de selles (seigle ergoté, 1 gr. 50).

La température qui jusque-là avait flotté le matin entre 38° et 37,1, le soir entre 38,7 et 39,9, tombe subitement à 37° et le pouls à 60 ; à partir de ce moment la fièvre ne reparaît plus.

Le 18. Tamponnement des fosses nasales. Seigle ergoté. Potion alcoolique.

Le 20. Plusieurs vomissements renfermant du sang à moitié digéré, d'une coloration brun noirâtre. Stupeur et prostration de plus en plus marquée. Pouls petit à 54 pulsations. Aucune tache hémorrhagique sur la peau.

Le 21. Nouveaux vomissements de sang et vomissement de tous les aliments ingérés. Constipation persistante, ventre gros et dur. Bruit du cœur faible, avec léger souffle systolique à la base, phénomène résultant sans doute de l'anémie de plus en plus marquée dont le malade est atteint. Quelques râles sibilants dans la potrine. Température toujours à 37°. Pouls faible. 48 pulsations. Les vomissements sanguinolents continuent les jours suivants ; l'épistaxis reparaît mais avec moins d'abondance. L'adynamie s'accentue de plus en plus. Le malade accuse une céphalalgie violente et de vives douleurs abdominales, dues sans doute à la constipation opiniâtre, sur laquelle les lavements purgatifs n'ont pas de prise. L'huile de ricin administrée à l'intérieur a été vomie immédiatement. Ni les boissons gazeuses, ni le perchlorure de fer ne parviennent à arrêter les vomissements.

Le 26. Treize jours après son entrée à l'hôpital, le malade vomit du sang, son pouls ne bat plus que 48 fois, sa température est toujours à 37°, il est plongé dans une profonde adynamie et meurt dans la soirée.

Autopsie. — *Cavité crânienne*. — Méninges très injectées, très rouges. Un peu d'œdème à la base, pas de granulations cependant, pas d'adhérences. On détache facilement les enveloppes. Rien d'anormal dans la substance cérébrale. En somme le cerveau ne présente rien de remarquable, si ce n'est l'injection des méninges.

Cavité thoracique. — Pas de liquide dans les plèvres, quelques adhérences légères au sommet gauche. Pas de tubercules. Les lobes inférieurs des deux côtés présentent des plaques d'un rouge noirâtre à bords très limités que l'on ne peut prendre pour des signes d'hypostase. En effet, quand on fait une incision, on voit facilement que les bords en sont très bien limités, que ces lésions n'existent que par places, quoique ayant une certaine profondeur. Ce sont de véritables hémorrhagies, des infarctus.

Le cœur ne présente rien de remarquable. Le volume est normal. Il ne contient aucun caillot. Les valvules sont intactes.

Cavité abdominale. — Foie volumineux, gras. Rate assez volumineuse ne présentant rien d'anormal.

Reins très volumineux, environ trois fois aussi gros que normalement. Toute la substance en paraît comme boursouflée. Leur consistance est molle. Quand, après les avoir incisés par le milieu, on les pose sur la table, ils s'affaissent et s'étalent en quelque sorte, ne présentant plus aucune forme bien nette. Çà et là surtout dans le rein gauche, où se rencontrent les lésions, on voit des points noirâtres de toutes dimensions, depuis le volume d'un grain de millet jusqu'à celui d'une fève. Les bords en sont nettement limités. Ils ont une profondeur à peu près égale à leur largeur, ce sont de véritables noyaux noirs au milieu de la substance qui est rouge pâle. Il est assez difficile de décortiquer les reins, surtout le gauche, dont la capsule se déchire facilement. A la surface du rein lui-même, on aperçoit des îlots noirâtres, qui sont comme ceux de l'intérieur, des infarctus, dont l'existence explique facilement les hématuries survenues dans le cours de la maladie.

Rien de remarquable dans les uretères.

La vessie, qui est à moitié pleine et contient environ 500 gr. d'un liquide de couleur foncée, est normale et ne présente aucune tache.

L'intestin grêle tout entier est injecté fortement. On rencontre partout des arborisations, principalement aux environs de la valvule iléo-cæcale. Les plaques de Peyer, quoique injectées, ne présentent cependant aucune altération.

Le gros intestin présente une muqueuse boursouflée, injectée, sans ulcération.

OBSERVATION VIII.

Purpura hémorrhagique. Hémorrhagies de la peau, du cœur, du péricarde, de
l'endocarde. Hémorrhagies capillaires et ecchymoses des diverses parties
blanches du cerveau. Taches d'infiltration sanguine dans les reins par
M. Huchard.

X..., âgée de 32 ans, entre le 21 janvier 1870, à l'hôpital Lariboisière, salle Sainte-Marthe, 4 *bis*.

Antécédents héréditaires. — Sa mère est bien portante. Son père
est mort à 46 ans, d'une affection pulmonaire. Ni frère, ni sœur.

Antécédents pathologiques et hygiéniques. — Elle eut à 16 ans la
fièvre typhoïde, mais elle ne fit jamais d'autre maladie. Pas de
dysenterie, pas de varices, ni d'hémorrhoïdes, jamais d'épistaxis.
Menstruation à 17 ans. Depuis leur établissement, les règles sont
très abondantes, accompagnées de caillots non douloureux, durant
ordinairement huit jours. Elle n'a jamais eu d'enfants. La malade
n'est pas nerveuse; elle n'a jamais eu d'attaques de nerfs, mais elle
présente les attributs du tempérament lymphatique; elle est grosse,
mais les chairs sont flasques, la peau d'un blanc mat; cependant
on ne peut noter aucun antécédent de la scrofule infantile. Elle
assure que, depuis qu'elle se connaît, elle perd toujours beaucoup
de sang par la plus petite blessure qu'elle se fait. On lui a extrait
quatre dents et, à chaque fois, la quantité de sang perdue a été
très abondante. Il n'y a pas eu d'hémophiles dans sa famille.

Depuis quelques mois elle est domestique dans une maison où
elle est, pour ainsi dire, surmenée, se couchant tard, vers deux
heures du matin, se levant de très bonne heure; elle fait la cui-
sine dans une petite pièce très exiguë, où elle respire difficilement.
Elle n'a jamais fait ni excès vénériens ni excès alcooliques.

Depuis quinze jours environ, elle se sentait très faible, très fati-
guée; elle éprouvait une sensation générale de courbature, de
malaise indéfinissable; elle avait de l'insomnie, des étourdisse-
ments, des vertiges, de la céphalalgie frontale. Malgré tout, elle
n'en continua pas moins à travailler; mais, au bout de huit jours,
les symptômes avaient augmenté d'intensité. Il y a quatre jours,
elle commença à cracher une assez grande quantité de sang
(1/2 verre ordinaire); elle a eu depuis des épistaxis abondantes, et,

depuis hier, en dehors de son époque menstruelle, elle perd beaucoup de sang par le vagin.

A la visite du soir, on voit la malade très pâle, très anémiée ; on constate sur le corps des taches noirâtres, ecchymotiques, siégeant dans le tissu cellulaire sous-cutané ; on dirait qu'elle a reçu autant de contusions. Ces taches sanguines siègent principalement à la face interne des membres inférieurs. En dehors de ces taches noirâtres, ardoisées, on en observe d'autres larges seulement comme une lentille, et offrant une coloration rouge briqueté. La paupière supérieure de l'œil gauche présente une tache ecchymotique, couleur lie de vin, de forme irrégulière. Pas d'effusion sanguine sous les conjonctives. Les bras offrent aussi des taches brunâtres, ardoisées, diffuses, ayant par places la largeur d'une pièce de 5 francs. Toutes ces ecchymoses se sont montrées seulement hier. Un médecin, appelé il y a trois jours, a fait appliquer sur la cuisse droite un sinapisme qui a laissé une large empreinte d'une teinte très rouge. Le pouls est régulier, faible, dépressible à 70.

Température axillaire, 38°,8. — Le cœur bat au 5me espace. Pas de bruit morbide. Les bruits cardiaques deviennent distincts à mesure qu'on s'approche de la base de l'organe. Pas de pouls veineux. Souffle intermittent, doux, musical, dans les vaisseaux cervicaux. Rien aux poumons. Percussion de la rate et du foie normale. La cavité buccale est remplie de sang ; la langue offre une coloration brun rougeâtre ; les gencives sont fermes, résistantes, laissant écouler par les intervalles gingivo-dentaires une légère quantité de sang; *stomatorrhagie.* Julep avec 1 gramme de perchlorure de fer.

23 janvier. Température axillaire : 37°,8. P. 120; respiration 28.

La faiblesse augmente. Le pouls est petit, plus dépressible, ondulant. Elle perd du sang par toutes les voies, par le vagin, la bouche, l'anus, les fosses nasales. Les taches ecchymotiques ont augmenté de nombre et de volume; elles sont devenues plus superficielles, diffuses, mieux limitées. Pas de céphalalgie. Elle accuse des douleurs très vives qu'elle ressent dans les articulations des genoux, qui présentent leur aspect normal, mais surtout dans les masses musculaires de la cuisse dont la simple pression lui fait pousser des cris.

Le 24. Température auxillaire 40°. Pouls 152. Respiration 44.

Même état. L'épistaxis et la métrorrhagie se sont arrêtées, mais elle a vomi un demi-crachoir de sang. Les douleurs musculaires sont devenues moindres depuis l'application de laudanum sur les parties douloureuses. Selles noires, mélaniques. L'haleine est très fétide. Julep avec extrait de quinquina, 2 grammes.

Le 25. Matin : température axillaire 40°,2 ; pouls 140 ; respiration 44.

Soir : température axillaire 40°,4 : pouls 156 ; respiration 40.

Dans la journée, épistaxis fort abondante, pour laquelle on fait des injections d'eau perchlorurée dans le nez, et le tamponnement des fosses nasales. L'écoulement nasal ne s'arrête qu'au bout d'une heure. Vomissement de sang. La malade s'affaiblit beaucoup ; le pouls est petit, misérable, toujours régulier. Les bruits du cœur, surtout le premier, sont sourds à la pointe ; à la base, ils sont, au contraire, éclatants, et l'on sent les battements auriculaires. L'impulsion cardiaque se sent facilement en dedans du mamelon Rien aux poumons. Traces d'albuminurie dans les urines. Les taches ecchymotiques augmentent ; les taches purpurines rouges sont plus nombreuses.

Le 26. Température axillaire 40°,3 ; pouls 140 ; respiration 32.

Le soir, on constate un grand affaissement ; la malade e-t plongée dans la somnolence ; elle répond à peine aux questions. La respiration est calme, régulière. Rien à l'auscultation des poumons. L'haleine est très fétide. Les battements des oreillettes sont plus accentués, le choc précordial est très faible, le pouls petit, filiforme ; les taches ecchymotiques ont encore augmenté d'étendue. Elle n'a pas eu d'hémorrhagie par les autres voies.

Mort le 27 janvier.

Autopsie le 29.

Cavité crânienne. — A l'ouverture du crâne, on voit les méninges légèrement injectées, épaissies, s'enlevant cependant assez facilement de la couche cérébrale sous-jacente, mais ne renfermant nulle part de foyers apoplectiques. La couche cérébrale, à sa superficie, paraît saine ; pas de ramollissement ni de piqueté. Les vaisseaux de la pie-mère sont très apparents et manifestement tortueux.

A la coupe, la substance cérébrale présente de nombreux points hémorrhagiques disséminés dans les couches superficielles et gros comme des pointes d'aiguilles.

Dans les couches plus profondes, dans les corps calleux, les corps

striés, les couches optiques des deux hémisphères, on voit ces
mêmes petits foyers agglomérés, offrant une grosseur égale à celle
d'une petite tête d'épingle, saillants au-dessus.de la substance cérébrale, qui paraît dans ces mêmes points, comme enlevée à l'en-
porte-pièce. Quelques-uns ressemblent par leur couleur .noirâtre
et leur forme, à des anévrysmes miliaires. Outre ces points hémorrhagiques se trouvent disséminées dans la substance cérébrale,
d'autres petites taches sanguines de même volume, mais de couleur différente (d'un rouge obscur) et ne présentant pas de saillie,
comme les dernières décrites, ni de dilacération cérébrale. Le cer-
velet est complètement sain. Les gros vaisseaux de la base ne sont
pas athéromateux.

A l'examen microscopique fait par M. Hayem, on trouve en certains points des anévrysmes des gaines; en d'autres, il y a, en
même temps, infiltration sanguine, ecchymoses évidentes. En iso-
lant les vaisseaux où siègent les anévrysmes des gaines, on voit
que la paroi de ces vaisseaux est le siège d'une irritation cellulaire
marquée avec infiltration granuleuse en certains points. L'altération porte surtout sur les gaines; transformation fibroïde, grains
pigmentaires, graisse çà et là, amas de petits noyaux. Ceux-ci ont
le volume de globulins à bord net, finement granuleux, assez régulièrement disposés, non mobiles, s'éclaircissant un peu par
l'acide acétique et paraissant faire corps avec la paroi. Pas de leucocytes bien nets.

Cavité thoracique. — Cœur de volume normal, recouvert de
graisse sur les deux ventricules. La face antérieure du cœur présente, un peu au dessous de l'infundibulum, dans une étendue de
la largeur d'une pièce de 1 franc, de petites hémorrhagies sous-péricardiques formées par des lignes noirâtres. A ce niveau le tissu
cardiaque présente une coloration brunâtre qui se continue avec
la coloration de la couche superficielle, ce qui fait penser que ces
hémorrhagies ont aussi leur siège dans le tissu musculaire. Sur la
paroi antérieure du ventricule gauche on voit aussi des points hémorrhagiques qui offrent une couleur différente, parce qu'ils
siègent plus profondément dans le tissu graisseux. Le ventricule
gauche ouvert, la valvule mitrale présente à sa face ventriculaire
des plaques ecchymotiques mal limitées et siégeant sous l'endocarde. Valvules sigmoïdes de l'aorte normales. Les colonnes
charnues ne sont pas altérées, les parois du ventricule gauche sont

un peu flasques, mais normalement développées. Dans le ventricule
droit, la valvule triglochine n'est pas altérée ; dans l'infundibulum
se trouvent deux ou trois petits points hémorrhagiques bien limités, de couleur rougeâtre et se continuant à la coupe dans les couches superficicielles du tissu musculaire.

Dans l'oreillette droite on voit aussi de petites taches brunâtres
apparentes au microscope, sur diverses coupes perpendiculaires à
la direction des vaisseaux ; on ne voit pas d'endartérite appréciable ni d'oblitération des artérioles. En dilacérant le tissu au
niveau des ecchymoses, on ne voit pas de lésions bien nettes des
petits vaisseaux.

Poumons. — Pas d'hémorrhagies sous-pleurales. Les poumons
sont fortement congestionnés. Ils renferment un assez grand
nombre de parcelles noirâtres, dures (anthracoses). La surface des
bronches présente des points ecchymotiques noirâtres disséminés.
Rien au larynx.

Cavité abdominale. — *Grand épiploon* fortement noirâtre, ses
foyers apoplectiques. Le foie un peu augmenté de volume, graisseux à la coupe. La vésicule biliaire renferme une bile verdâtre
très diffluente.

Rate de volume normal, non diffluente.

L'utérus offre des parois résistantes présentant une cavité dans
laquelle se trouve un caillot sanguin noirâtre qui la remplit tout
entière.

Ovaires sains de volume normal ; à la coupe ils présentent quelques corps jaunes, un ovule volumineux, superficiel. Les plexus
utéro-ovariens sont très apparents.

La vessie présente des taches noirâtres très nombreuses, siégeant
sous la muqueuse. Rien aux uretères.

Les reins, de volume normal, sont profondément altérés ; ils
offrent une couleur blanchâtre ; les pyramides sont peu apparentes.
On voit quelques points hémorrhagiques et des plaques ecchymotiques siégeant surtout dans la substance médullaire et au niveau
des calices. A la superficie, sur la capsule fibreuse, quelques
points ecchymotiques. Traité par l'acide sulfurique et la teinture
d'iode, le tissu rénal ne présente pas la réaction caractéristique de
la dégénérescence amyloïde.

Le gros intestin, au niveau de l'S iliaque, présente quelques petites taches noirâtres et des érosions superficielles de la muqueuse.

CONCLUSIONS.

De l'ensemble de l'étude que nous venons de faire, il résulte qu'à côté des purpuras qui surviennent dans le cours d'affections diverses, cardiopathies, etc., ou à la suite de l'usage de certains médicaments tels que l'iodure de potassium, il existe un purpura lié à un état général typhoïde.

Le purpura, dans le cas dont nous voulons parler, paraît placé sous la dépendance de l'affection générale dont il est le symptôme par excellence. Cette maladie, par son début, par sa marche, par l'ensemble de ses symptômes, diffère complètement des purpuras secondaires dont nous avons parlé plus haut et constitue une véritable entité morbide. Aussi nous a-t-il paru utile de traduire par un mot, typhus angéio-hématique, l'idée à la démonstration de laquelle nous avons consacré ce travail.

INDEX BIBLIOGRAPHIQUE.

ALIBERT. — Mon. des dermatoses, 1832, p. 722.

ALIX. — Deux observations de purpura hémorrh. aigu. Lyon médical, 1878, n. 14.

BARTHÉLEMY. — Arch. de méd., 1882, t. II.

BOUCHARD. — De la pathogénie des hémorrhagies. Th. d'agrég., 1869.

BOUCHUT. — Gaz. des hôp.; 1878, p. 1137.

BUCQUOY. — Du purpura hæmorrh. idiopath. Thèse 1855.

COUTY. — Etude sur une espèce de purpura d'origine nerveuse. Gaz. hebd., 1876, n. 36, 38, 39 et 40.

CRUVEILHIER — Anat. path., t. IV, p. 239.

DEDET. — Contribution à l'étude du purpura hémorrh. des pays chauds et de ses rapports avec l'intoxication palustre. Th. 1882.

DU CASTEL — Des diverses espèces de purpura. Th. agrég., 1883.

DUPLAIX. — Etude sur les hémorrh. des centres nerveux dans le cours du purpura hæmorrh. Arch. de méd., 1883, avril et mai.

FAISANS. — Du purpura myélopatique. Th. 1882.

GRISOLLES. — Traité de path. int., t. I, p. 770.

HAYEM. — Soc. biol., 1er juillet 1876.

HERARD. — Acad. de méd., 28 décembre 1852.

HUCHARD. — Soc. anat., février 1870, p. 172.

LAGET. — Th. Paris, 1875.

LANCEREAUX. — Anat. path., t. I, p. 571, 1875-77.

LASÈGUE. — Etude rétrospective sur la maladie de Werlhof, Arch. gén. de méd., mai 1877.

MATHIEU. — Purpuras hémorrhagiques. Th. 1883.

MOLLIÈRE. — Lyon méd., 1874.

PERL. — Virchow's Archiv. Bd. LIX, p. 89-51, 1873.

REV. DE MÉD. — 1877, t. I, p. 71.

RICHARDSON. — The Lancet, 1874.

RIGAL et CORNIL. — Soc. méd. des hôp , 28 fév. et 28 mars 1879.

VIGNAUCOUR. — Mal. de Werlhoff. Th. 1869.

VILLEMIN et LE ROY DE MÉRICOURT. — Acad. de méd., 1874.

WIDAL. — Soc. clinique, 12 juil. 1878.

WILSON. — British and foreign méd. chir. Reviewe. Oct. 1865.

Paris. — A. PARENT, imp. de la Fac. de médec., A. DAVY, successeur, 52, rue Madame et rue M.-le-Prince, 14.